Mariem TURKI
Imen CHAARI
Jihen ALOULOU

PRESCRIÇÃO DE HIPNÓTICOS A PACIENTES IDOSOS EM MEDICINA GERAL

Mariem TURKI
Imen CHAARI
Jihen ALOULOU

PRESCRIÇÃO DE HIPNÓTICOS A PACIENTES IDOSOS EM MEDICINA GERAL

ScienciaScripts

Imprint

Any brand names and product names mentioned in this book are subject to trademark, brand or patent protection and are trademarks or registered trademarks of their respective holders. The use of brand names, product names, common names, trade names, product descriptions etc. even without a particular marking in this work is in no way to be construed to mean that such names may be regarded as unrestricted in respect of trademark and brand protection legislation and could thus be used by anyone.

Cover image: www.ingimage.com

This book is a translation from the original published under ISBN 978-620-6-72034-8.

Publisher:
Sciencia Scripts
is a trademark of
Dodo Books Indian Ocean Ltd. and OmniScriptum S.R.L publishing group

120 High Road, East Finchley, London, N2 9ED, United Kingdom
Str. Armeneasca 28/1, office 1, Chisinau MD-2012, Republic of Moldova, Europe
Printed at: see last page
ISBN: 978-620-8-04126-7

PRESCRIÇÃO DE HIPNÓTICOS A PACIENTES IDOSOS EM MEDICINA GERAL

RESUMO DA INTRODUÇÃO

A insónia é uma das razões mais comuns para a prescrição de medicamentos psicotrópicos aos idosos. O tratamento da insónia deve ter em conta as alterações fisiológicas relacionadas com a idade, as co-morbilidades mais frequentes e os múltiplos medicamentos.

OBJECTIVO

Avaliar as práticas dos médicos de clínica geral na gestão da insónia na SA e compará-las com as recomendações internacionais.

POPULAÇÃO E MÉTODOS

Trata-se de um estudo observacional, transversal e descritivo de 32 médicos de clínica geral da região de Sfax (Tunísia), utilizando um questionário em linha.

RESULTADOS

Entre os participantes, 62,5% referiram que os doentes que os consultam por causa de insónias os chamam com muita frequência ou frequentemente. Antes de prescreverem um hipnótico, 65,6% dos médicos referiram que costumam aconselhar os doentes a seguir determinadas regras de higiene alimentar. As classes de hipnóticos mais utilizadas são: as benzodiazepinas (BZD) 59,37%; os anti-histamínicos 59,37%; os tratamentos homeopáticos 56,25% e a fitoterapia 50%. Os exemplos de prescrições propostas pelos participantes revelaram que a duração do tratamento não estava em conformidade com as recomendações internacionais em 18,75% dos casos. Quanto à prescrição de BZD, foram utilizadas moléculas de meia-vida em 37,48% dos casos, a dosagem era idêntica à dos adultos em 34,4% dos casos e a síndrome de abstinência era desconhecida em 56,25% dos casos.

CONCLUSÃO

A prescrição de um tratamento hipnótico para os idosos é uma abordagem lógica dos cuidados, após um diagnóstico preciso e tendo em conta as comorbilidades psiquiátricas e somáticas, as precauções de utilização e as contra-indicações. Neste contexto, salientámos um certo número de lacunas no tratamento da insónia dos idosos em medicina geral. É necessária uma maior formação neste domínio.

1. INTRODUÇÃO

As perturbações do sono são uma das razões mais comuns para a prescrição de medicamentos psicotrópicos a doentes idosos. A insónia, definida como dificuldade em adormecer ou permanecer a dormir, ou sono não reparador, é a perturbação do sono mais comum neste grupo etário, com uma prevalência que varia entre 30% e 48% [1].

De facto, o avanço da idade modifica a fisiologia do sono. Por conseguinte, algumas insónias não são necessariamente patológicas, sendo explicadas pelo envelhecimento fisiológico. No entanto, podem coexistir vários processos patológicos, tanto somáticos como psiquiátricos, bem como perturbações ambientais, que dão origem ao que se designa por insónia secundária.

O tratamento das queixas de sono nos idosos deve ter em conta as alterações fisiológicas associadas à idade, a maior frequência de co-morbilidades e a multiplicidade de medicamentos utilizados. Por conseguinte, os hipnóticos devem ser prescritos com precaução, uma vez que são particularmente susceptíveis de provocar quedas nos idosos, com complicações por vezes graves, bem como perturbações cognitivas e acidentes rodoviários. A fim de minimizar estes riscos, as prescrições devem respeitar as recomendações internacionais.

A prescrição de medicamentos psicotrópicos (ansiolíticos, hipnóticos, neurolépticos, antidepressivos, etc.) constitui um problema de saúde importante e complexo, nomeadamente na população com SA. Numerosos estudos [2-4] sublinharam a elevada incidência do abuso de drogas psicotrópicas e a necessidade de uma ação orientada, em especial na população altamente exposta e vulnerável da SA. Além disso, em 2008, a Autoridade Nacional de Saúde francesa (HAS), no seu relatório "Entre setembro e dezembro de 2007, em França, 32% das pessoas com mais de 65 anos e quase 40% das pessoas com mais de 85 anos receberam uma prescrição de um hipnótico ou ansiolítico" [5].

Por conseguinte, a otimização das prescrições de ADTs é uma questão importante de saúde pública. Neste contexto, o médico de família está na melhor posição para investigar e gerir as queixas de sono dos doentes com SA. O encaminhamento para especialistas pode então ser essencial, quer para avançar com o diagnóstico e a gestão de doenças somáticas e/ou psiquiátricas associadas, quer para explorar uma patologia do sono. O objetivo deste estudo foi avaliar a forma como os médicos de clínica geral gerem a insónia na SA e analisar se existe uma lacuna entre esta gestão e as recomendações internacionais.

2. POPULAÇÃO E MÉTODOS

2.1. Tipo de estudo :

Realizámos um estudo observacional, transversal e descritivo da prática profissional dos médicos de clínica geral no tratamento de doentes com TDAH que sofrem de insónia.

2.2. Amostra

2.2.1. Critérios de inclusão :

Médicos de clínica geral da região de Sfax (Tunísia), exercendo a sua atividade nos sectores público e privado, que aceitaram participar no estudo.

2.2.2. Critérios de exclusão :

Médicos que trabalham em unidades de emergência.

2.3. protocolo do estudo

Convidámos os médicos a participar no nosso inquérito, enviando-lhes um questionário por correio eletrónico, que preencheram anonimamente.

O questionário foi elaborado utilizando um programa baseado na Web denominado "Google Forms", que permite a sua apresentação num formato claro e fácil de preencher. As respostas são recolhidas automaticamente e de forma anónima.

O questionário é precedido de uma mensagem que explica o âmbito do estudo e agradece ao médico a sua colaboração.

Este questionário inclui :

➕ 6 itens que especificam características sociodemográficas e dados sobre a atividade profissional do médico.

⫯ 13 itens que especificam o lugar das queixas de sono nas consultas dos idosos: frequência; explorações; regras higiénicas e dietéticas; medicamentos psicotrópicos utilizados.

⫯ 6 itens que exploram a última prescrição emitida a um idoso para o tratamento da insónia. Estes itens avaliam o hipnótico utilizado (molécula, dosagem, duração) e os outros tratamentos prescritos (a fim de explorar a presença de eventuais interacções medicamentosas).

⫯ 6 itens relativos à prescrição de benzodiazepinas: moléculas; dosagem; contra-indicações; efeitos secundários; abstinência.

⫯ Por fim, há dois últimos itens em que o médico exprime um eventual pedido de formação neste domínio.

Foi enviado um total de 348 mensagens electrónicas. Para além do primeiro envio, foram enviados mais dois lembretes com intervalos de 15 dias.

2.4. Estatísticas de análise

A análise estatística foi efectuada com recurso ao programa Windows Statistical Package for Social Sciences (SPSS 20). As variáveis quantitativas foram expressas em médias e desvios-padrão, enquanto as variáveis qualitativas foram expressas em termos de números e proporções.

3. RESULTADOS

3.1. Taxa de respostas

De um total de 348 mensagens electrónicas enviadas, apenas recebemos 32 respostas, o que corresponde a uma taxa de resposta de 9,2%.

3.2. Resultados descritivos

3.2.1. Perfil dos médicos prescritores

A maioria dos médicos que responderam ao questionário eram homens: 56,2% contra 43,75%, o que corresponde a um rácio M/F de 1,28 (Figura 1). A idade média foi de 45,21 ± 10,71 anos (min: 28; max: 64). A faixa etária variou entre 35 e 49 anos em 43,75% dos casos (Figura 2).

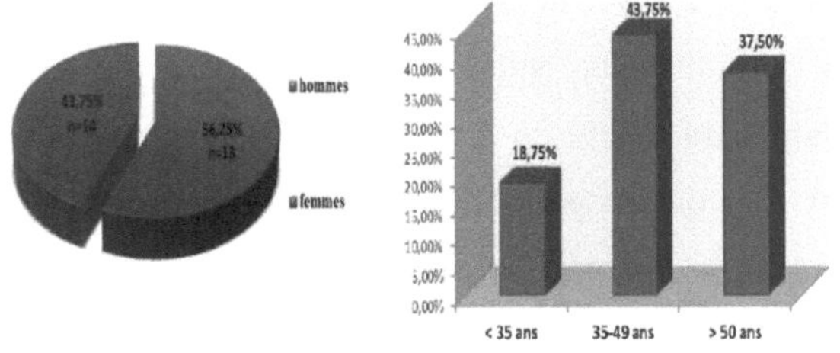

Figura 1: repartição dos participantes por género

Figura 2: distribuição etária dos participantes

O número médio de anos de trabalho foi de 15,4 ± 10,12 anos (min: 1; max: 34 anos). 46,9% dos doentes trabalhavam em zonas rurais e 53,1% em zonas urbanas. Mais de metade dos médicos (56,3%) trabalhavam no sector público. No decurso da sua formação, 40,6% dos médicos referiram ter recebido formação em geriatria, com a seguinte distribuição (tabela T):

Tabela I: Formação recebida em cuidados de saúde para idosos

Tipo de formação	n%	
Mestrado ou diploma de pós-graduação em geriatria	8	25
CEC (Certificado de Estudos Complementares) psicogeriatria	1	3,12
Farmacogeriatria CEC	1	3,12
Formação médica contínua	3	9,38
Sem formação	19	59,38

3.2.2. Insónia em pacientes idosos na clínica geral

Dos participantes, 12,5% referiram que são abordados com muita frequência por TS que consultam por insónia, 50% referiram que recebem frequentemente doentes idosos com insónia, enquanto 37,5% raramente os encontram. Os médicos referiram uma média de 3,43 consultas por semana por este motivo (min 1, max 15). Esta queixa partiu do próprio doente em 46,87% dos casos, do cônjuge ou da família em 46,87% dos casos e foi registada no decurso da anamnese em 6,25% dos casos.

Metade dos médicos referiu não solicitar qualquer exame adicional perante uma queixa isolada de sono. No entanto, os restantes indicaram explorações sistemáticas, distribuídas da seguinte forma (quadro TT):

Quadro II: Exames complementares pedidos para a insónia nos idosos

Explorações		n	%
Ensaios biológicos	Hemograma (contagem de sangue)	7	21,87
	Avaliação inflamatória	5	15,62
	Controlo renal	8	25
	Glicose no sangue	6	18,75
	Equilíbrio lipídico	5	15,62
	ECBU (Exame citobacteriológico da urina)	2	6,25
	Controlo hormonal	6	18,75
	total	13	40,62
Investigações radiológicas	TAC cerebral	2	6,25
	Radiografia do tórax	1	3,12
	total	3	9,37
ECG (Electro-Cardio-Grama)		1	3,12
Investigações neuro-psicológicas (mini GDS; MMSE (Mini Exame do Estado Mental))		1	3,12

3.2.3. Receitas médicas

⊥ Regras de higiene e dietética

Entre os nossos participantes, 65,6% referiram ter o hábito de aconselhar algumas regras de higiene alimentar antes de prescrever um hipnótico. Essas regras estão detalhadas na tabela TTT :

Quadro III: Principais regras de saúde e de alimentação propostas pelos participantes

Regras	n	%
Evitar estimulantes à noite	16	50
Evitar dormir durante o dia, reduzir a duração das sestas	8	25
Fazer alguma atividade física durante o dia	5	15,62
Respeitar os horários de sono	6	18,75
Evitar refeições pesadas à noite	5	15,62
Evitar comer tarde	4	12,5
Garantir uma noite de sono confortável	5	15,62
Não mudar de cama ou de almofada	1	3,12
Não dormir muito cedo	1	3,12
Tomar um chá de ervas antes de dormir	1	3,12
Ler um livro antes de dormir	1	3,12

Para 28,1% dos participantes, estas regras seriam frequentemente eficazes. No entanto, 53,1% consideraram que raramente seriam eficazes e 18,8% que nunca seriam eficazes.

⬥ Prescrição de hipnóticos

Mais de um terço (34,4%) dos médicos declararam ter facilidade em prescrever um hipnótico a um doente idoso. Em 12,5% dos casos, esta prescrição foi efectuada na primeira consulta. As classes terapêuticas mais utilizadas foram as seguintes (Figura 3)

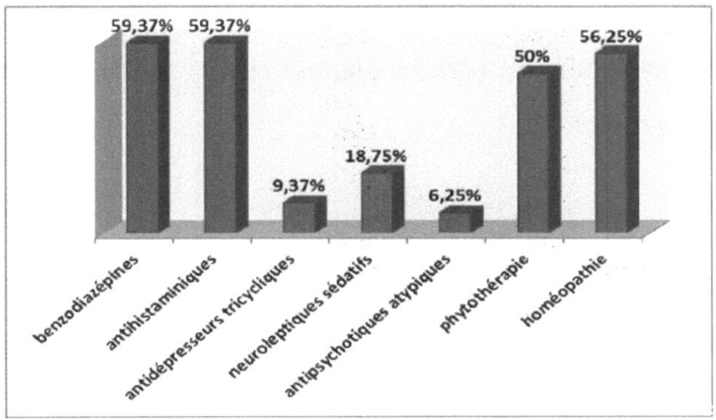

Figura 3: Classes de comprimidos para dormir utilizados pelos médicos de clínica geral

Além disso, 40,6% consideravam ter controlo sobre a prescrição de hipnóticos para a EA, que seria feita de acordo com as recomendações em ¼ dos casos. No entanto, 46,9% afirmaram não ter conhecimento dessas recomendações. O não cumprimento destas recomendações foi explicado pelas limitações de tempo para as consultar em 31,3% dos casos. Assim, 46,9% dos médicos encaminharam frequentemente os doentes para um psiquiatra.

3.2.3. Dados da última receita médica

⁂ Dados do doente :

Mais de metade das prescrições de hipnóticos foram feitas a mulheres (62,5%), com uma idade média de 71,9 anos. A idade média dos homens era de 75 anos. Para ambos os sexos, a idade média foi de 73,15 ± 8,17 anos.

⁂ O contexto da prescrição :

Na maioria dos casos (71,9%), tratou-se de uma primeira prescrição. A indicação foi a insónia ocasional em metade dos casos, a insónia crónica em 31,25% dos casos e a insónia relacionada com uma patologia mental ou física em 18,75% dos casos. As figuras 4 e 5 resumem as diferentes classes de medicamentos prescritos. As benzodiazepinas (BZD) foram os fármacos mais frequentemente prescritos.

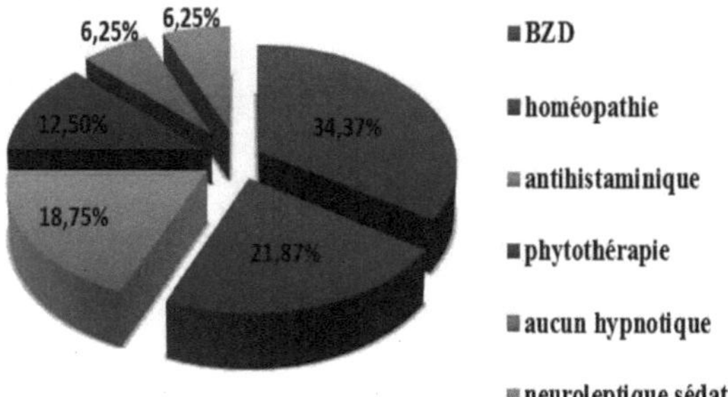

Figura 4: Classes de medicamentos prescritos quando da última prescrição

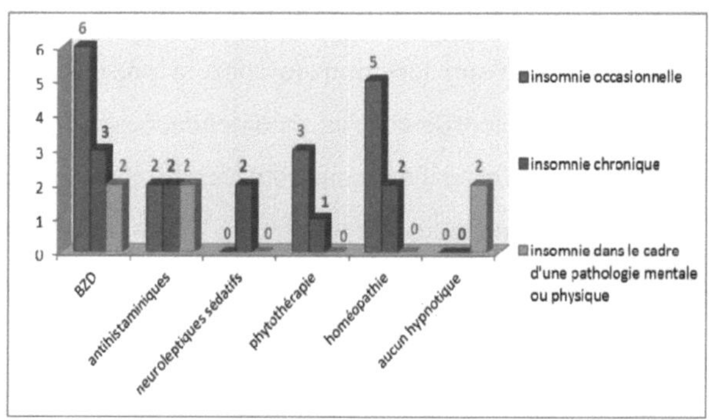

Figura 5: Distribuição dos hipnóticos prescritos de acordo com o contexto da insónia

⬇ Período de prescrição

A duração média da prescrição foi de 29,53 ± 20,66 dias, com extremos que variaram de 7 a 90 dias. A duração do tratamento superior a 30 dias foi registada em 18,75% das prescrições. A Figura 6 mostra a duração do tratamento hipnótico de acordo com o tipo de insónia.

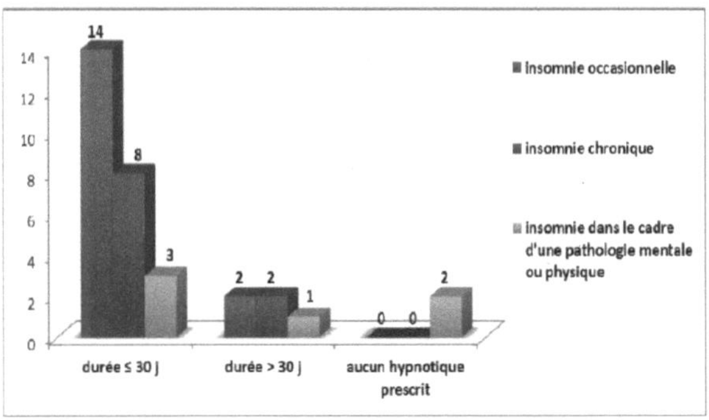

Figura 6: Repartição da duração do tratamento de acordo com o contexto do tratamento da insónia

⬥ **Tratamentos associados :**

A figura seguinte (Figura 7) mostra o perfil das diferentes prescrições propostas.

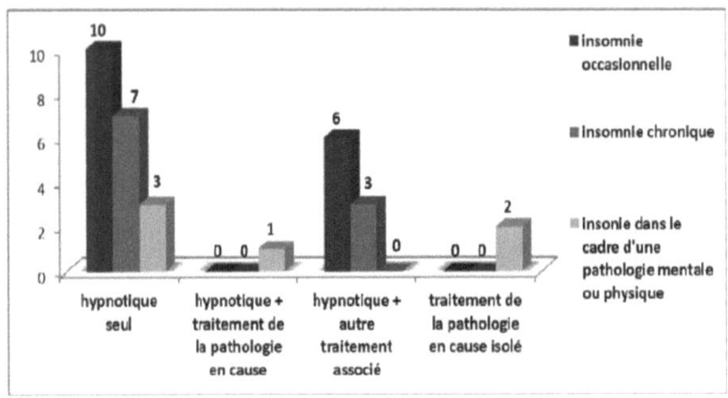

Figura 7: distribuição das prescrições de medicamentos de acordo com o contexto da insónia

Além disso, entre estas prescrições, registámos uma combinação de 2 hipnóticos em 6,37% dos casos.

3.2.4. Prescrição de benzodiazepinas e substâncias afins

⊥ As moléculas utilizadas

A figura 8 mostra as moléculas mais utilizadas:

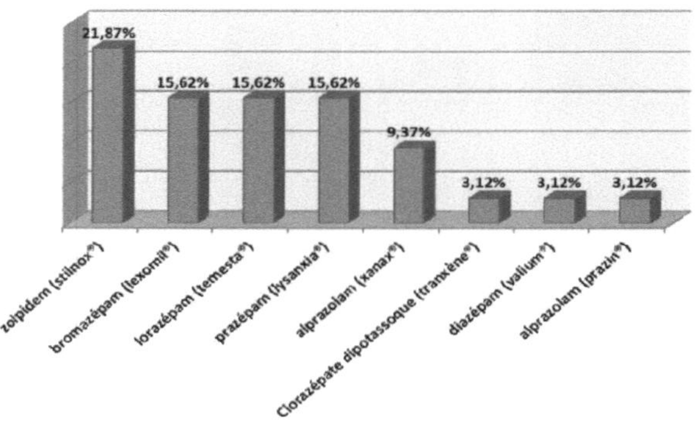

figura 8: os diferentes BZDs e produtos relacionados utilizados

⊥ Meia-vida :

Os BZDs de meia-vida longa (lexomil®; lisanxia®; tranxene®; valium®) foram utilizados em 37,48% dos casos.18,8% dos médicos referiram utilizar moléculas com meia-vida longa e 40,6% com meia-vida curta. No entanto, ¼ dos médicos não sabia a meia-vida dos compostos que utilizavam.

⊥ Dosagem:

A dosagem era metade da dos adultos em 28,1% dos casos e idêntica em 34,4% dos casos. No entanto, 37,5% não conheciam a dosagem recomendada.

⊥ Combinações de medicamentos :

Das prescrições propostas que incluíam um BZD (n=11), registou-se uma associação de medicamentos em 45,45% dos casos (n=5). Os vários tratamentos associados aos BZDs foram: insulina; ferro; cálcio; risperidona; aspirina; captopril; anti-inflamatórios não esteróides; e um segundo BZD.

⬥ Contra-indicações:

Antes de prescreverem BZDs, 75% dos participantes reconheceram as contra-indicações a eliminar. As mais frequentemente referidas são apresentadas na Tabela TV:

Quadro IV: Contra-indicações à utilização de BZD comunicadas pelos participantes

Contra-indicações	n%
Insuficiência respiratória grave	1959,3
Síndrome da apneia do sono	618 ,75
Insuficiência hepática	928 ,12
miastenia	515 ,62
alergia	39,37
Insuficiência renal	515 ,62
Insuficiência cardíaca	39,37
gravidez	13,12
Não sei	825

⬥ Efeitos secundários:

Os efeitos secundários referidos por 59,37% dos médicos foram (Quadro V):

Quadro V: Principais efeitos secundários associados à utilização de BZDs comunicados pelos participantes

Efeitos indesejáveis	n	%
Sonolência/sedação	7	21,87
Problemas de comportamento/agitação	3	9,37
Astenia	2	6,25
Risco de queda	1	3,12
Risco de acidentes rodoviários	1	3,12
Perturbações da memória	2	6,25
Problemas respiratórios	2	6,25
dependência	3	9,37
dores de cabeça	1	3,12
vómitos	1	3,12
Não sei	13	40,6

Nos casos de insónia intratável, 43,8% dos médicos associaram um BZD a outro hipnótico e 25% encaminharam o doente para um psiquiatra.

⁍ Desmame :

o A duração média após a qual se previa o desmame era de 50 dias de tratamento (de 15 dias a 6 meses). Esta duração foi superior a 30 dias em metade dos casos.

o A capacidade dos doentes idosos para deixarem de tomar BZDs não foi reconhecida por nenhum dos médicos.

o A duração média do desmame foi de 47 dias, com extremos que variaram de 7 dias a 6 meses. Em 18,75% dos casos, o desmame foi concluído em menos de 30 dias.

o Durante e/ou após a retirada, 12,5% dos médicos substituíram sistematicamente o BZD por outro hipnótico de uma classe diferente.

o Os sinais de síndrome de abstinência mais frequentemente registados foram (Figura 9):

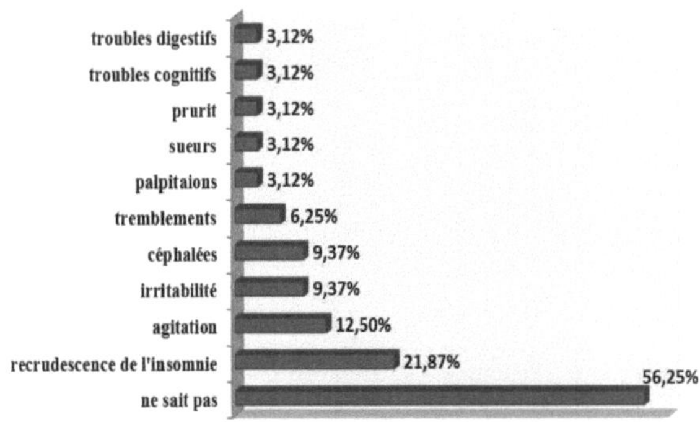

Figura 9: Sintomas da síndrome de abstinência comunicados pelos médicos

o Para combater esta síndrome, os participantes propuseram as seguintes acções:

• Substituição por um hipnótico não-BZD: 9,37

• Tratamento sintomático com beta-bloqueadores: 3.12

• Regresso à dose anterior: 3,12

• Procura de ansiedade/depressão: 3,12%.

• Encaminhamento para o psiquiatra 6,25

No entanto, 62,5% dos médicos não referiram qualquer conduta.

3.2.5. Impressões gerais

Após a aplicação do questionário, 78,1% dos inquiridos tinham como objetivo A maioria dos participantes (93,8%) afirmou necessitar de formação sobre este tema.

4. DISCUSSÃO

4.1. Insónia nos idosos

4.1.1. Padrões de sono nos idosos

4.1.1.1. Factores que modificam o ritmo sono-vigília

O ritmo nictemeral é influenciado por sincronizadores internos e externos, ambos alterados durante o processo de envelhecimento:

⮞ Sincronizadores internos :

Os Tls incluem factores hormonais (melatonina, hormona do crescimento (GH), cortisol, adrenalina e noradrenalina), bem como a temperatura interna [6]. Com o envelhecimento, ocorrem várias alterações morfológicas e neuroquímicas nos centros responsáveis pela regulação circadiana endógena. A melatonina é uma hormona natural produzida pela glândula pineal (epífise) que é um indutor endógeno do sono. Nos idosos, a síntese da melatonina está reduzida em apenas algumas pessoas [7], mas a sua secreção diminui mais rapidamente ao longo do dia do que nos jovens [6].

✓ A GH é sintetizada durante o sono profundo de ondas lentas (FLS). O seu nível de produção torna-se muito baixo nos idosos e é paralelo à diminuição do LPS [6]. Os níveis de secreção de cortisol aumentam com a idade. Pensa-se que o pico de secreção está correlacionado com o início da vigília nocturna [8].

✓ Os níveis de adrenalina e noradrenalina aumentam com a idade, mas mantêm o seu ritmo circadiano. O seu aumento está também correlacionado com o aumento da vigília nocturna.

✓ A temperatura interna, outro sincronizador, está cerca de uma hora adiantada em relação à fase. Além disso, a amplitude do ritmo térmico nos idosos é 20 a 30% inferior à dos jovens. Por fim, a propensão para acordar mais perto do mínimo térmico aumenta com a idade [9,10].

⁘ Sincronizadores externos :

Estes incluem o ciclo claro-escuro, a atividade física, as horas de descanso e os chamados factores sociais, que incluem as horas das refeições, as horas de acordar e as horas de deitar [6,11].

Na SA, a influência destes sincronizadores é reduzida. De facto, há uma redução da atividade física diurna, pouca exposição às variações de temperatura, refeições e horas de deitar demasiado cedo e pouca exposição à luz [6].

4.1.1.2. Organização do sono nos idosos

O envelhecimento fisiológico pode ser acompanhado de certas alterações arquitecturais do sono. A capacidade de permanecer a dormir é alterada pelo envelhecimento, o número de despertares e a sua duração aumentam com a idade, mas a capacidade de adormecer não é modificada. Apenas a capacidade de voltar a adormecer é alterada. O reaparecimento das sestas, e muitas vezes a sua duração excessiva, agrava a má qualidade do sono noturno, reduzindo a sua duração. Estes factores contribuem para as alterações circadianas observadas nos idosos, nos quais as agendas do dia e da noite nem sempre são as mesmas. As leituras do sono e da actimetria mostram o desenvolvimento gradual de um sono polifásico e de fases avançadas [6]. Estudos de traçados polissonográficos revelaram vários elementos estruturais hipnográficos [12].

⁘ eficiência do sono reduzida para 80-85% do tempo total de sono [9]. diminuição do sono lento profundo [13-15], principalmente nos homens. aumento concomitante do sono lento leve [15];

- pouca variação quantitativa no Sono Paradoxal (PS), mas com uma latência de início mais curta. As fases do PS são mais fragmentadas, a sua duração é reduzida [16], e tendem a ser iguais ao longo da noite [13];

- um aumento do número e da duração dos despertares durante o sono, mais frequentes na segunda metade da noite;

- aumento muito significativo do microfraccionamento do sono ;

- instabilidade do sono, com mudanças mais frequentes de fase do sono.

Estes factores esclarecem a perceção de um sono agitado e menos recuperador descrita pelos idosos.

4.1.2. Definição de insónia

A insónia é uma experiência subjectiva definida por dificuldades em adormecer ou permanecer a dormir, ou por um sono não reparador. Está associada a sintomas diurnos, como fadiga ou sonolência, problemas de concentração e de memória, tristeza ou irritabilidade e, por vezes, perda de motivação [17]. De facto, existem três classificações internacionais que definem com precisão os diferentes distúrbios do sono, nomeadamente a insónia: o DSM-, o DSM-IV e o DSM-IV.5 (Diagnostic and Statistical Manual of Mental Disorders), a Classificação Internacional das Doenças (TCI-10) e a Classificação das Perturbações Mentais (CMD-10). Tnternationale des Troubles du Sommeil (CTTS) (ou TCSD (Classificação Internacional das Perturbações do Sono). Por exemplo, de acordo com o DSM 5, são necessários mais 2 critérios para a definição de "perturbação de insónia": dificuldade em dormir durante pelo menos 3 noites por semana e durante pelo menos 3 meses.

4.1.3. Classificação

De acordo com a última edição do TCSD 3 em 2014, a insónia é classificada em 3 categorias principais:

Insónia crónica

Insónia psicofisiológica Insónia paradoxal

Insónia idiopática

Tnsónia devida a doença mental

Insónia devida a uma higiene do sono inadequada Insónia comportamental em crianças

➔ Tnsónia devida a medicação➔ Tnsónia devida a doença

➔ Insónia de curta duração

➔ Tnsomnia de ajustamento

➔ Outros tipos de insónia

4.1.4. Dados epidemiológicos

Cerca de metade das pessoas com mais de 65 anos queixam-se de problemas de sono [18]. Embora estas queixas sejam comuns, não correspondem necessariamente a insónia e nem sempre justificam a utilização de um comprimido para dormir. Os idosos são mais propensos a consumir regularmente comprimidos para dormir do que os jovens [19], mas os hipnóticos raramente são considerados como medicamentos pela SA [20]. A publicação de 2007 da HAS sobre as benzodiazepinas nos idosos mostra que a prevalência anual do uso de hipnóticos varia entre 12% e 15% nos homens e entre 19% e 22% nas mulheres. Em França, um quarto das pessoas com idades compreendidas entre os 65 e os 74 anos e um terço das pessoas com mais de 74 anos tomam medicamentos para ajudar a dormir [21]. O nosso estudo mostrou que a insónia é uma queixa frequente nos idosos. Com efeito, 62,5% dos médicos declararam que eram frequentemente ou muito frequentemente solicitados por pacientes que os consultavam por causa de insónias.

2. Avaliação da gestão da insónia na SA pelos médicos de clínica geral (comparação com as recomendações internacionais)

No nosso estudo, mais de metade dos médicos (59,4%) consideraram que tinham lacunas na gestão da insónia, o que parece estar ligado a um desconhecimento das recomendações. De um modo geral, os médicos de família têm uma formação deficiente neste domínio. De facto, cerca de um terço dos médicos explica este facto pelas limitações de tempo para as ler. No entanto, é importante notar que a maioria estava interessada em ler as recomendações, o que sugere que estas são relevantes e que o assunto é importante. Através da apresentação de um resumo das recomendações da HAS, que figuram nos seus relatórios "Improving the prescribing of psychotropic drugs in the elderly" [22] e "Stopping the use of benzodiazepines and related drugs in the elderly" [23] em outubro de 2007; "Management of insomnia in general practice. Recomendações profissionais. 2007" [24] e "Arrêt des benzodiazépines et médicaments apparentés : démarche du médecin traitant en ambulatoire, Juin 2015" [25], vamos salientar a lacuna nas práticas dos médicos. Perante uma EA que apresenta uma queixa sobre o sono, a primeira coisa a fazer é certificar-se de que a queixa é efetivamente uma insónia. Para além da sensação de dormir mal, a insónia tem repercussões diurnas, como a fadiga, a dificuldade de concentração e a perturbação do funcionamento social _

4.2.1. Higiene do sono

Uma vez feito o diagnóstico, a qualidade da higiene do sono é um parâmetro essencial a ser especificado. Entre os participantes no nosso estudo, 65,6% referiram ter o hábito de aconselhar algumas regras de higiene e de alimentação antes de prescrever um hipnótico. Este facto está em conformidade com as recomendações da HAS. Esta última insiste que, em todos os casos, antes de qualquer outra iniciativa, é aconselhável assegurar o cumprimento de algumas regras básicas de higiene do sono. Estas regras foram objeto de interesse em vários artigos da literatura [3,11,26]. Estas regras consistem em :

⬇ Alimentação e hábitos saudáveis

⬇ Limitar os estimulantes (café, chá, bebidas com gás), especialmente 4 a 6 horas antes de deitar

⬇ Limitar o consumo de álcool e tabaco

⬇ Um lanche ligeiro à hora de deitar pode ajudar a induzir o sono.

⚕ Evitar refeições grandes e gordurosas à noite Comer a horas regulares;

⚕ Preparar-se para dormir com 20 a 30 minutos de relaxamento (música suave).

⚕ Tomar um banho morno para ajudar a baixar a temperatura necessária para adormecer

⚕ Evitar actividades estimulantes imediatamente antes da hora de deitar (televisão, computador, etc.)

⚕ Adotar um horário regular para acordar, evitar dormir durante o dia depois de uma noite mal dormida

⚕ Dormir o necessário, mas não mais do que isso; evitar sestas demasiado longas (> 1 hora) ou demasiado tardias (depois das 16 horas).

⚕ Manutenção de actividades regulares

- Evitar a atividade física durante 4 a 6 horas antes de deitar
- A atividade física moderada durante o dia ajuda a limitar a ansiedade ou os distúrbios de humor e ajuda-o a adormecer.

⚕ Exposição à luz

- Sair durante o dia, se possível.

- Luz natural de manhã, abrindo as persianas do quarto, especialmente se a pessoa estiver acamada;

⚕ Um quarto que cumpre determinados requisitos:

- Ter uma cama confortável e fresca, um quarto bem ventilado e sem ruído, cortinas opacas, etc.
- Para as pessoas acamadas que têm frequentemente a televisão no quarto, encontrar uma solução para a verem numa posição diferente da deitada.

Segundo a HAS, estas regras podem por vezes ser suficientes para restabelecer o sono em casos de insónia ligeira sem comorbilidades. No entanto, por si só, não são suficientes para resolver o problema da insónia moderada ou grave, caso em que devem ser combinadas com outras medidas terapêuticas [27].

Além disso, 71,9% dos participantes referiram que estas regras raramente ou nunca são eficazes por si só. Assim, se não houver melhorias apesar de uma boa higiene do sono, a gestão da insónia dependerá do seu contexto (anexo 1):

o Se a insónia for mais ocasional, por vezes com um fator de stress identificável, estamos no contexto da insónia de ajustamento. No nosso estudo, esta situação representou metade das prescrições propostas (n=16). Em 50% destas prescrições (n=8), foi proposta fitoterapia ou homeopatia. Os BZDs foram prescritos a 37,5% dos pacientes (n=6) e um anti-histamínico a 12,5% dos casos (n=2). Esta situação está em conformidade com as recomendações da HAS, que recomendam que, se necessário, seja proposto o tratamento sintomático mais conservador possível: um sedativo ligeiro (fitoterapia) ou um hipnótico (doxilamina, BZD ou afins).

Qualquer que seja o hipnótico escolhido, deve ser procurada a menor dose eficaz e prescrita por um período limitado, de alguns dias a um máximo de 4 semanas. A duração do tratamento (<30 dias) foi respeitada em 87,5% (n=14) das prescrições para insónias ocasionais no nosso estudo.

o A procura de sinais associados à insónia (dor crónica, depressão, etc.) pode apontar para uma co-morbilidade somática e/ou psiquiátrica. No nosso estudo, das prescrições propostas neste contexto (6 prescrições, ou seja, 18,75%), apenas 3 (9,37%) incluíam o tratamento da patologia associada, sendo que em 2 destas, o tratamento desta patologia era isolado (sem sonífero associado). Nos 4 casos em que foi indicado um hipnótico, este foi prescrito de forma ocasional (<1 mês) em 3 casos e por um período prolongado (>1 mês) no outro caso. De acordo com a HAS, o tratamento a instituir para a insónia crónica com comorbilidades depende da patologia associada suscetível de causar, manter ou agravar a insónia. Regra geral, a insónia deve ser avaliada e tratada pelos seus próprios méritos, uma vez que o tratamento das perturbações associadas não conduz automaticamente ao regresso ao sono. A prescrição ocasional de hipnóticos de baixa dosagem pode revelar-se útil, apesar da falta de estudos que demonstrem o seu valor.

4.2.2. Terapias cognitivo-comportamentais

Nos casos em que a insónia é crónica e não está associada a co-morbilidades (31,25% das prescrições), os médicos participantes propuseram um comprimido para dormir em todos os casos, sendo a duração do tratamento superior a 30 dias em apenas 20% dos casos. A HAS sublinha que a eficácia do tratamento prolongado não foi demonstrada, uma vez que pode ocorrer dependência. Neste caso, as terapias congénitas e compensatórias (TCC) são as mais adequadas. Constituem o tratamento de primeira linha para a insónia crónica. A sua eficácia foi bem demonstrada em indivíduos jovens e em indivíduos com DA [28,29]. Actuam sobre os factores que mantêm a insónia, concentrando-se nas componentes psicológicas e comportamentais da insónia. Os seus princípios podem ser facilmente aplicados por médicos de clínica geral, em colaboração com psiquiatras e psicólogos.

Restrição do sono [11,30]

Consiste em limitar o número de horas passadas na cama de forma bastante rigorosa e de acordo com horários muito regulares. Desta forma, vamos induzir voluntariamente uma privação de sono relativa. Isto terá como efeito aumentar rapidamente a qualidade do sono, inverter uma situação em que o paciente estava a lutar para dormir (que é substituída por uma situação em que está a lutar para se manter acordado) e sincronizar e reforçar o sinal do relógio biológico.

Controlo de estímulos [11]

Os doentes que sofrem de insónia crónica adoptam frequentemente comportamentos que perpetuam os problemas (ver televisão na cama, preocupar-se com o adormecimento). O controlo dos estímulos visa eliminar estes comportamentos e reforçar a associação entre a hora de deitar e o sono.

o Os doentes determinam as suas horas de deitar e de acordar de acordo com as suas necessidades fisiológicas.

o A sesta deve durar menos de uma hora e ter lugar antes das 15 horas. o Deve ser estabelecido com o doente um ritual pré-cama para adormecer (por exemplo, relaxamento durante meia hora antes de se deitar ou um banho quente 90 minutos antes de se deitar). o O quarto deve ser confortável e silencioso e reservado exclusivamente para dormir. Por outro lado, o doente só deve dormir no seu próprio quarto.

o   Se for difícil adormecer, o sujeito levanta-se e só volta para a cama quando sente necessidade de dormir.

⁜ Métodos de relaxamento [11]

O objetivo do relaxamento é conduzir o sujeito a um estado de tranquilidade quando deseja dormir. Existem muitas técnicas diferentes:

- O mais clássico é o treino autogénico de Schulz, cujo objetivo é estabelecer automatismos que permitam ao sujeito relaxar física e mentalmente, independentemente das circunstâncias [31].

- relaxamento muscular progressivo (tensão e libertação de cada músculo) treino de imagens mentais

- respiração diafragmática

- biofeedback.

- Ioga

⁜ Terapia cognitiva [11]

Tem por objetivo levar os pacientes a identificar as suas crenças surpreendentes, a considerar hipóteses alternativas e a mudar as atitudes que prejudicam o sono. Envolve principalmente :

- Evitar ver a insónia como a causa de todos os problemas do dia

- Não exagere depois de uma noite mal dormida; aprenda a tolerar a insónia

- Não tentar induzir o sono por ordem

- Revisão das ideias erradas sobre as causas da insónia

⬦ **Intenção paradoxal** [11]

Esta consiste em encorajar o doente a lutar contra o sono durante o máximo de tempo possível quando está na cama. Esta terapia parece ser difícil de pôr em prática porque não é bem aceite pelos doentes.

4.2.3. Medicamentos sujeitos a receita médica

No nosso estudo, as benzodiazepinas foram utilizadas em 59,37% dos casos; a fitoterapia 50%; a homeopatia 56,25%; os anti-histamínicos 59,37%; os neurolépticos sedativos em 18,75% dos casos e os antidepressivos tricíclicos em 9,37% dos casos. No entanto, nem todas estas classes são adequadas para a SA. De facto, é necessária uma maior precaução, devido à fragilidade da doença (alteração da farmacocinética, aumento da sensibilidade do sistema nervoso central, interacções medicamentosas). Os efeitos adversos habituais dos BZD são mais frequentes, nomeadamente o risco de quedas ou de acidentes de viação e as complicações que lhes estão associadas. Informação sobre estas O doente deve ser informado das alterações fisiológicas associadas à idade, de modo a evitar o início intempestivo de tratamentos que serão difíceis de interromper. Quando a utilização de hipnóticos parece necessária (insónia grave), os parâmetros a ter em conta são

⬦ **Dosagem:** No nosso estudo, 28,1% dos médicos referiram utilizar metade da dosagem para adultos dos BZDs e a mesma dosagem em 34,4% dos casos. No entanto, 37,5% não conheciam a dosagem recomendada. Estas atitudes parecem estar em contradição com as recomendações: apenas menos de um terço conhecia e cumpria a dosagem recomendada (metade da dose para adultos).

⬦ **Duração**: Entre as prescrições propostas no nosso estudo, o tratamento prolongado para além de 1 mês foi prescrito em 18,75% dos casos. Por outro lado, recomenda-se que os hipnóticos sejam prescritos apenas por períodos curtos, em estrita conformidade com as indicações autorizadas: de alguns dias a um máximo de 4 semanas, exceto no caso do triazolam (máximo de 2 semanas), incluindo o período de redução da dose.

⬥ **A utilização de vários medicamentos com efeito sedativo** foi registada em 6,37% das prescrições (n=2), devendo ser evitada.

⬥ **Classe terapêutica :**

1. Anti-histamínicos :

Estes medicamentos são amplamente utilizados na prática atual dos médicos participantes. (cerca de 60%): a prometazina (PHENERGAN®) e a hidroxizina (ATARAX®). No entanto, existem poucos dados sobre a eficácia destas moléculas na insónia [11], que parece ser bastante limitada [30]. Além disso, a longa meia-vida de algumas destas moléculas facilita a sua acumulação nas EDA e no cérebro. desenvolvimento de efeitos secundários. Por outro lado, para além do seu efeito anti-histamínico, vários destes medicamentos têm efeitos anticolinérgicos e adrenolíticos associados a múltiplos efeitos secundários (secura das mucosas, obstipação, retenção urinária, hipotensão ortostática, agitação, visão turva, perturbações cognitivas que podem levar à confusão em caso de sobredosagem ou em pessoas de risco) [30]. Foram também descritos efeitos de tolerância, com um efeito de ricochete de insónia quando o tratamento é interrompido [32]. As TLS são fortemente desaconselhadas nos idosos (segundo o Vidal, devem ser utilizadas com precaução nos idosos), e alguns autores chegam mesmo a proibi-las [6].

2. Neurolépticos sedativos

Na Tunísia, estão disponíveis a clorpromazina (largactil®) e a levomepromazina (Nozinan®). A sua utilização foi assinalada por 18,75% dos prescritores do nosso estudo. No entanto, esta classe ainda não foi suficientemente estudada na indicação "insónia de origem não psicótica". "Além disso, os seus efeitos secundários potencialmente perigosos colocam problemas. Além disso, os seus efeitos secundários potencialmente perigosos colocam problemas: descida da tensão arterial devido à simpaticólise, efeitos anticolinérgicos e efeitos motores extrapiramidais (discinesias tardias) [33].

3. Terapias à base de plantas

Outra classe muito utilizada pelos prescritores do nosso estudo (metade deles), provavelmente devido ao carácter inofensivo frequentemente atribuído a estas moléculas. No entanto, existem muito poucas avaliações da sua eficácia e dos seus efeitos secundários. A tília, o bálsamo de limão, a flor de laranjeira, a verbena e o espinheiro não têm eficácia comprovada, mas têm alguns efeitos secundários. Não existem dados que contradigam a sua reputação de segurança. O mesmo se passa com o espinheiro, o lúpulo e a passiflora, cuja segurança está comprovada [34]. A valeriana parece ser a única molécula potencialmente eficaz na perceção da qualidade do sono, embora não tenha sido demonstrada uma melhoria das medições quantitativas do sono [35]. Na Tunísia, está disponível o Phytocalm®, que actua graças a uma sinergia entre as três plantas sedativas, a erva-cidreira, a valeriana e a passiflora.

4. Homeopatia:

É também uma classe muito utilizada pelos nossos participantes. SEDATTF PC® é uma molécula disponível no mercado tunisino.

5. Antidepressivos tricíclicos (TCAs)

Alguns antidepressivos são frequentemente utilizados em doses baixas para promover o sono. A amitriptilina (ELAVTL®; AMYTRTL®.) é utilizada como hipnótico, geralmente em doses baixas (10 a 50 mg). Esta prescrição foi registada em 9,37% dos prescritores do nosso estudo. De facto, há provas de que alguns antidepressivos tricíclicos (ADC) podem reduzir a latência do sono e melhorar a sua continuidade [30]. No entanto, geralmente não são os hipnóticos de primeira escolha. De facto, os TCA têm um elevado potencial de toxicidade em caso de sobredosagem e efeitos secundários anticolinérgicos, anti-histamínicos e adrenolíticos bastante elevados [30], bem como efeitos de confusão [6]. Estes tratamentos não têm uma indicação oficial para a insónia [27], pelo que é imperativo que sejam contra-indicados na TAD.

6. Melatonina

No nosso estudo, nenhum dos médicos indicou a prescrição de melatonina. No entanto, a melatonina tem o seu lugar no tratamento das insónias da EA. A melatonina de libertação prolongada, conhecida como Circadin®, obteve a sua autorização de comercialização europeia em 2008: como monoterapia, duas horas antes de deitar, no tratamento a curto prazo da insónia primária em adultos com 55 anos ou mais [36]. Foi demonstrado que reduz a latência do início do sono, melhora a qualidade do sono e o estado de alerta matinal e reduz a temperatura corporal central [37]. Os estudos demonstraram a ausência de toxicidade e de efeitos adversos graves, a ausência de declínio cognitivo, a ausência de dependência, mesmo em doses elevadas, e a ausência de insónia de retorno ou de sintomas de abstinência quando o medicamento é descontinuado [38].

7. BZDs

No nosso estudo, mais de metade dos participantes estavam habituados a prescrever BZDs para tratar a insónia na SA. Esta classe de fármacos é, desde há muitos anos, o hipnótico mais prescrito. Os BZDs reduzem a latência do sono, o número e a duração dos despertares noturnos e aumentam o tempo total de sono e a eficiência do sono. Tendem a induzir um sono leve, aumentando os estágios 2 e diminuindo os estágios 3 e 4 [30].

O quadro seguinte (Quadro VT) enumera as diferentes moléculas disponíveis, bem como algumas das suas propriedades farmacocinéticas.

Quadro VI: BZDs: moléculas disponíveis e propriedades farmacocinéticas

Classe	ICD	Nome comercial	Meia-vida de eliminação		Metabolitos activos
Classe de ansiolíticos	Clotiazepam	VERATRAN	4h	Curto	não
	Oxazepam	SERSTA	8h		não
	lorazepam	TEMESTA®	12h		não
	alprazolam	XANAX	12 às 15 horas	Prazo de validade	sim
	bromazepam	LEXOMTL®	20h		sim
	Clobazam	URBANYL®	20 a 50 horas		sim
	Diazepam	VALTUM	32 a 50 horas	longo	sim
	Clorazepato dipotássico	TRANXENE	40h		sim
	Nordazepam	NORDAZ	65h		sim
	prazepam	LYSANXTA®	65h		sim
	loflazepato	VTCTAN®	77h		sim
Classe de hipnóticos	Temazepam	NORMTSON	5 a 8 h	curto	não
	Loprazolam	HAVLANE®	8h		não
	Lormetazepam	NOCTAMTDE®	10h		não
	Estazolam	NUCTALON	17h		não
	Flunitrazepam	ROHYPNOL®	16 a 35 horas	longo	sim
	Nitrazepam	MOGADON	16 a 48 horas		não
Agonistas dos receptores BZD	Zopiclona	TMOVANE®	5 h	curto	não
	Zolpidem	STTLNOX®	2 a 3 horas		não

De facto, a prescrição de BZDs na EA deve obedecer a certos princípios, devido à fragilidade da condição:

❖ **A meia-vida da molécula**

No nosso estudo, o zolpidem (Stilnox®) foi o medicamento mais utilizado (21,9%). Um estudo anterior que analisou a prescrição de BZDs na EDA também relatou que o zolpidem e a zopiclona foram os mais utilizados [3]. A sua curta semi-vida de eliminação (2 a 3 horas) e a eliminação sob a forma de metabolitos inactivos significam que ambos são tratamentos adequados para a SDA. Regra geral, quando o tratamento com BZDs é indicado, a AFSSAPS

(Agence Française De Sécurité Sanitaire Des Produits De Santé) recomenda que se dê preferência a substâncias com uma ação intermédia e sem metabolitos activos (conhecidas como semividas curtas), uma vez que existe um risco de acumulação do medicamento ou dos seus metabolitos (anexo 2). No entanto, verificámos que existem lacunas significativas no conhecimento deste parâmetro por parte dos médicos. Com efeito, menos de metade dos prescritores do nosso estudo referiram utilizar medicamentos de meia-vida curta e ¼ deles não conheciam a meia-vida dos medicamentos que estavam a utilizar. Além disso, em mais de um terço dos casos, foram utilizados BZDs com uma semi-vida longa (limiar geralmente aceite > 20 horas). Convém sublinhar que a semi-vida dos BZD é um parâmetro muito importante a ter em conta aquando da sua prescrição na EDA. Normalmente, é prolongada por duas razões principais: o volume de distribuição (Vd) é aumentado e a depuração (Cl) é reduzida. Os BZDs com uma semi-vida longa são considerados inadequados para os doentes com EA, devido a um risco iatrogénico acrescido [39]. Para além dos efeitos secundários "clássicos" dos BZD, esta categoria apresenta um risco ainda maior de quedas traumáticas [40], [41] e aumenta o risco de fracturas da anca, sobretudo com doses elevadas a longo prazo [42], [43].

❖ Contra-indicações:

É essencial conhecê-las para evitar as complicações, por vezes graves, que podem surgir em condições tão frágeis. No entanto, um quarto dos médicos do nosso estudo não as reconhece. As contra-indicações são :

o Insuficiência respiratória grave; apneia do sono Miastenia o Insuficiência hepática grave o Hipersensibilidade às benzodiazepinas

o Precauções em caso de insuficiência hepática/renal; utilizadores de máquinas; toxicodependentes

❖ Duração do tratamento

No presente estudo, a duração média da prescrição de BZDs foi de 34 dias (com extremos que variaram de 15 dias a 3 meses). Em mais de um quarto dos casos, a prescrição ultrapassou os 30 dias. Este último comportamento é bastante incoerente com as recomendações. De facto, as BZD devem ser prescritas numa base ad hoc, sem ultrapassar os 30 dias. Além disso, a HAS recomenda que, logo após a introdução do tratamento, o médico explique ao doente a duração do tratamento e a forma de o interromper, tendo em conta os riscos associados ao tratamento (quedas e suas consequências, perturbações cognitivas, acidentes rodoviários e, sobretudo, o risco de dependência). Neste contexto, a falta de conhecimento destes riscos por parte dos médicos de família (60%) foi outra lacuna observada durante o nosso estudo.

❖ **Combinações de medicamentos**

Das prescrições propostas que incluíam um BZD (n=11), registou-se uma associação de fármacos em 45,45% dos casos (n=5). Os vários tratamentos associados aos BZDs foram: insulina; ferro; cálcio; risperidona (neuroléptico); aspirina; captopril (anti-hipertensivo); anti-inflamatórios não esteróides; um segundo BZD. Entre estes tratamentos, não são recomendados 2 tipos de combinações: BZD/neurolepticos e a combinação de dois BZDs. A combinação de BZDs com depressores do sistema nervoso central pode levar a depressão respiratória. As benzodiazepinas não devem ser combinadas com antidepressivos sedativos, anti-histamínicos H1, barbitúricos, outros ansiolíticos ou hipnóticos, anti-hipertensores centrais, derivados de opiáceos, neurolépticos ou álcool [44]. Do mesmo modo, não é recomendada a combinação com agentes antifúngicos (cetoconazol, itraconazol) e antibióticos macrólidos (azitromicina; eritromicina) [38].

❖ **Retirada**

No nosso estudo, a retirada foi possível após uma média de 50 dias de tratamento (variando de 15 dias a 6 meses). Este período foi superior a 30 dias em metade dos casos. De facto, a HAS recomenda que se proponha uma estratégia de interrupção da utilização de BZD e medicamentos afins em todos os doentes com PHDA tratados diariamente durante mais de 30 dias. Para iniciar a descontinuação, devem ser avaliadas as expectativas e o grau de "apego" do paciente aos BZDs, utilizando o questionário ECAB (Benzodiazepine Attachment Cognitive Scale, anexo 3).

Avaliação da dificuldade de parar de tomar BZDs Nenhum dos médicos deste estudo reconheceu a capacidade dos ADT para parar de tomar uma BZD. No entanto, este é um passo essencial antes de considerar o desmame, a fim de evitar a síndrome de abstinência. De facto, quando se trata de parar uma BZD, é importante procurar factores de prognóstico importantes para otimizar a abordagem e adaptá-la a cada doente:

- Duração e dosagem do tratamento atual

Os doentes que tomaram doses elevadas durante muito tempo têm maior probabilidade de sofrer uma síndrome de abstinência mais grave, de não conseguirem parar de tomar o medicamento e de o voltar a tomar.

- Produtos consumidos

A toma simultânea de vários psicotrópicos dificulta a interrupção da toma de BZDs. A utilização de uma BZD para fins ansiolíticos ou o consumo de álcool antes da paragem aumenta o risco de retomar o consumo de BZD.

- Factores clínicos

A insónia grave e o sofrimento psicológico são factores de risco para o reinício do consumo de BZD. A perceção que o idoso tem do seu estado de saúde é um fator de proteção contra o recomeço do consumo de BZD.

- Estratégias de descontinuação de BZDs em doentes idosos (apêndice 4)

A descontinuação deve ser sempre gradual, ao longo de um período de várias semanas a vários meses. O ritmo de redução da dose varia em função das capacidades do doente e do risco de síndroma de abstinência, efeito de ricochete, etc., aquando da descontinuação. No que diz respeito à substituição por outro soporífero, 12,5% dos participantes no nosso estudo referiram ter recorrido a esta alternativa durante e/ou após a descontinuação. No entanto, de acordo com a Autoridade Nacional de Saúde francesa (HAS), não há motivos para propor uma terapia de substituição de medicamentos aquando da interrupção dos BZD. A ênfase deve ser colocada em medidas de apoio não-medicamentosas, durante o tempo necessário.

No nosso estudo, os BZDs foram suspensos numa média de 47 dias, com extremos que variaram de 7 dias a 6 meses. Em 18,75% dos casos, a paragem ocorreu em menos de 30 dias, pelo que foi relativamente rápida. No entanto, a HAS insiste no facto de que a cessação deve ser sempre gradual e que, em geral, pode ser conseguida em 4 a 10 semanas em regime ambulatório (por exemplo, uma redução inicial da dose de cerca de 25% na primeira semana). No entanto, os consumidores de longa duração ou os que recebem doses elevadas de BZDs ou de medicamentos relacionados podem ter de deixar de os tomar ao longo de vários meses.

Alguns autores sugerem a substituição das benzodiazepinas de meia-vida curta por benzodiazepinas de meia-vida mais longa para reduzir os sintomas de abstinência [45]. No entanto, uma meta-análise mostra que a redução gradual com medicamentos não é mais eficaz do que a redução gradual isolada e que a redução gradual é mais eficaz do que a redução gradual rápida com medicamentos [46].

- Síndrome de abstinência (WS)

Diagnóstico de SS

Todos os consumidores crónicos de BZDs correm o risco de sofrer de síndrome de abstinência se deixarem de os tomar subitamente, acidentalmente ou não.

Nos doentes idosos, quando a cessação não é planeada e monitorizada, a síndrome de abstinência é subdiagnosticada, porque os sintomas são atribuídos à idade ou a outras doenças associadas. De facto, no nosso estudo, verificámos lacunas acentuadas no conhecimento dos médicos sobre o diagnóstico e o tratamento desta síndrome.

De facto, mais de metade dos médicos não reconheceu os sintomas da síndrome de abstinência. Os dois sinais assinalados foram o aumento da insónia e da agitação. Trata-se de sinais de intensidade moderada. Além disso, podem ser observados outros sintomas mais graves (perturbações hemodinâmicas e neuro-vegetativas) (anexo 5).

gestão da SS: também neste caso, os conhecimentos dos participantes são insuficientes. Entre as soluções, o retorno à dose anterior foi proposto em 3,12% dos casos. Esta é a recomendação da HAS na presença de sinais não graves durante a fase de redução gradual dos BZDs ou medicamentos relacionados. O medicamento deve então ser retirado de forma mais gradual. No entanto, após a paragem total dos BZD, recomenda-se que o tratamento nunca seja retomado. Na maioria dos casos, deve ser prestada informação e apoio psicológico até ao desaparecimento dos sinais. 3,12% dos médicos referiram ainda a necessidade de procurar ansiedade e/ou depressão. De facto, se os sinais de SS forem mais graves ou persistentes, a HAS recomenda uma reavaliação diagnóstica para um tratamento específico no âmbito de um diagnóstico preciso (depressão, perturbações de ansiedade, insónia comprovada, etc.). O propanolol foi testado neste contexto em estudos anteriores, mas parece ter um impacto limitado na gravidade da síndrome de abstinência. Além disso, um estudo mostrou que a descontinuação gradual isolada era mais eficaz do que a descontinuação abrupta com propanolol [47]. Por último, se o doente apresentar sinais graves de síndroma de abstinência de BZD (confusão, alucinações, diminuição do estado de alerta, convulsões, coma), deve ser internado no hospital para tratamento sintomático.

5. CONCLUSÃO

A insónia, definida como dificuldade em adormecer ou em permanecer a dormir, ou sono não reparador, é a perturbação do sono mais comum nos idosos. O tratamento da insónia deve ter em conta as alterações fisiológicas associadas à idade, a maior frequência de co-morbilidades e a multimedicação. Por conseguinte, os hipnóticos devem ser prescritos com precaução, pois são particularmente vulneráveis às quedas nos idosos, que podem por vezes conduzir a complicações graves, bem como a perturbações cognitivas e a acidentes de viação. Por conseguinte, a gestão deve respeitar as recomendações internacionais, a fim de minimizar estes riscos. O objetivo deste estudo foi avaliar as práticas dos médicos de clínica geral na gestão da insónia nos idosos e compará-las com as recomendações internacionais. Para tal, realizámos um estudo observacional, transversal e descritivo junto dos médicos de clínica geral da região de Sfax, durante um período de 2 meses (janeiro e fevereiro de 2016). Convidámos estes médicos a participar no nosso inquérito, enviando-lhes um questionário através dos seus e-mails, que preencheram anonimamente. De um total de 348 e-mails enviados, recebemos apenas 32 respostas, ou seja, uma taxa de 9,2%. Entre os participantes, 62,5% referiram que são muito frequentemente ou frequentemente contactados por pacientes idosos que os consultam por insónia. Antes de prescreverem um hipnótico, 65,6% dos médicos referem que costumam recomendar alguns hábitos alimentares saudáveis. No entanto, 71,9% consideram que estas regras raramente ou nunca são eficazes. No que se refere à prescrição de comprimidos para dormir, apenas 34,4% dos médicos referiram que consideravam fácil prescrever um hipnótico a um doente idoso. As classes mais utilizadas foram: BZDs (59,37%), anti-histamínicos (59,37%), tratamentos homeopáticos (56,25%) e fitoterapia (50%). Além disso, 40,6% consideraram que tinham o controlo da prescrição destes hipnóticos, o que fizeram de acordo com as recomendações em ¼ dos casos. No entanto, 46,9% afirmaram não conhecer essas recomendações.

As amostras de prescrições propostas pelos participantes revelaram que 18,75% delas não respeitavam as recomendações internacionais em matéria de duração do tratamento. Quanto à prescrição de BZD, contrariamente às recomendações da HAS, foram utilizados compostos de meia-vida longa em 37,48% dos casos. De igual modo, contrariamente a estas recomendações, 34,4% utilizaram a mesma dosagem que os adultos e 37,5% não conheciam a dosagem recomendada.O conhecimento sobre o diagnóstico e o tratamento da síndroma de abstinência de BZD também foi insuficiente. Entre os prescritores, 56,25% não reconheciam os sintomas dessa síndrome e 59,37% não relataram qualquer conduta em caso de sua ocorrência. O nosso estudo mostrou que a prescrição de tratamento hipnótico nos idosos segue uma abordagem lógica de cuidados, após um diagnóstico preciso, tendo em conta as comorbilidades psiquiátricas e somáticas, as precauções de utilização e as contra-indicações. O nosso estudo evidenciou um certo número de lacunas na gestão da insónia dos idosos em medicina geral e familiar. É necessária mais formação neste domínio.

BIBLIOGRAFIA

[1] Patel D, Steinberg J, Patel P. Tnsomnia in the Elderly: A Review. J Clin Sleep Med. 2018;14(6):1017-1024.

[2] Gabinete Parlamentar de Avaliação das Políticas de Saúde. Relatório sobre a utilização correcta dos medicamentos psicotrópicos. 2006.

[3] Emmanuelle SAGER. Tese: benzodiazepinas de longa duração nos idosos. Lorena, outubro de 2013

[4] Lindsey PL. Psychotropic medication use among older adults: what all nurses need to know. J Gerontol Nurs. 2009;35(9):28-38. doi:10.3928/00989134-20090731-01

[5] Alta Autoridade de Saúde: Melhorar a prescrição de psicotrópicos para pessoas idosas. Ansiedade. Relatório de progresso de 2008

[6] T. Montemayor. O sono no idoso: evolução, distúrbios e tratamento. Médecine du sommeil 2008; 5(15), março 2008:5-9

[7] Zeitzer JM, Daniels JE, Duffy JF, et al. As concentrações de melatonina no plasma diminuem com a idade? Am J Med 1999 ; 107: 432-436.

[8] Rodenbeck A, Hajak G. Neuroendocrine dysregulation in primary insomnia (Desregulação neuroendócrina na insónia primária). Rev Neurol 2001; 157(11Pt2): 57-61

[9] Bliwise DL. Normal Aging. Tn: Kryger MH, Roth T, Dement WC, eds. Principles and practice of sleep medicine 3rd edition. Philadelphia: Saunders.2000: 26-42

[1O] Duffy JF, Dijk DJ, Klerman EB, et al. Ritmos de temperatura circadianos endógenos mais tardios para uma hora de vigília mais cedo em pessoas idosas.Am J Physiol 1998; 275: R1478-R1487

[11] Tiberge M. O sono em situações extremas. Hegel 2019;3:240.

[12] Vecchierini-Blineau MF. Modificação do sono com a idade. La Revue de Gériatrie 2002; 27: 5-12.

[13] Goldenberg F. O sono no envelhecimento normal. Neurophysiol Clin 1991; 21: 267-279

[14] Vecchierini-Blineau MF. O sono do indivíduo idoso. Boletim de saúde e sono 1992 ;1:10-14

[15] Dijk DJ, Duffy JF, Riel E et al. Ageing and the circadian and homeostatic regulation of human sleep during forced desynchrony of rest, melatonin and temperature rhythms. J Physiology 1999;516: 611-7

[16] Ficca G, Gori S, Ktonas P, et al. A organização do movimento rápido dos olhos é afetada nos idosos. Neurosci Lett 1999; 275: 219-221

[17] Billiard M, Dauvilliers Y. Tnsomnia. EMC-Neurologie. 2004:209-222

[18] Perilliat T, Sebbane D, Sebbane G. Gériatrie et gérontopsychiatrie - Les aides mémoire du diplôme d'Etat d'infirmier. TFST Mémo 17, 2003

[19] Mizrahi A, Mizrahi A. Consumidores de comprimidos para dormir. Gérontologie et société 2006; 29(116):207-214

[20] Hervy MP, Molitor MB, Beguin V, Chahbenderian L, Farah S. Gérontologie gérontopsychiatrie 2019. Elsevier / Masson

[21] Relatório sobre o tema do sono. Ministério da Saúde e da Solidariedade - Dez. 2006

[22] Alta Autoridade de Saúde. Melhorar a prescrição de psicotrópicos para pessoas idosas, propostas de acções concertadas, outubro de 2007.

[23] Alta Autoridade de Saúde. Modalidades de tratamento de benzodiazepinas e medicamentos aparentes em pacientes idosos, Recomendações profissionais. outubro de 2007

[24] Alta Autoridade de Saúde. Tratamento da insónia em medicina geral.

Recomendações profissionais. 2007

[25] Alta Autoridade para a Saúde. Interromper o uso de benzodiazepinas e drogas relacionadas: uma abordagem para os médicos de clínica geral em ambulatório, junho de 2015

[26] Alta Autoridade de Saúde. Que lugar para as benzodiazepinas na insónia? fevereiro de 2015

[27] Alta Autoridade de Saúde. Tratamento do paciente adulto com queixa de insónia em medicina geral. dezembro de 2006

[28] Perivier S, Mendes A, Heyrani Nobari B, Ammane H, Cervena K, Perrig S, Zekry D. Abordagem prática da insónia em geriatria: da queixa ao tratamento. Rev Med Suisse 2015; 11: 2098-103

[29] Trwin MR, Cole JC, Nicassio PM. Comparative meta-analysis of behavioral interventions for insomnia and their efficacy in middle-aged adults and in older adults 55+ years of age. Health Psychol. 2006;25(1):3-14. doi:10.1037/0278-6133.25.1.3

[30] Goulet J, Chaloult L, Ngô TL. Guia prático para a avaliação e tratamento cognitivo-comportamental da insónia.Jean-tcc montreal 2018.

[31] Harsora P, Kessmann J. Nonpharmacologic management of chronic insomnia (Gestão não farmacológica da insónia crónica). Am Fam Physician. 2009;79(2):125-130.

[32] Morin CM, Benca R. Chronic insomnia [a correção publicada aparece em Lancet. 2012 Abr 21;379(9825):1488]. Lancet. 2012;379(9821):1129-1141. doi:10.1016/S0140-6736(11)60750-2

[33] Hatzingera M, Hattenschwilerb J. Tratamento dos distúrbios do sono. Forum Med Suisse 2001;11:271-276

[34] Queixas de insónia: Um lugar para a medicina tradicional à base de plantas. La revue Prescrire2005; 25(258): 110

[35] Fernandez-San-Martin MT, Masa-Font R, Palacios-Soler L, Sancho-G6mez

P, Calb6- Caldentey C, Flores-Mateo G. Effectiveness of Valerian on insomnia: a meta-analysis of randomized placebo-controlled trials. Sleep Med. 2010;11(6):505-511. doi:10.1016/ j.sleep.2009.12.009

[36] Srinivasan V, Pandi-Perumal SR, Trahkt T, et al. Melatonin and melatonergic drugs on sleep: possible mechanisms of action. Tnt J Neurosci. 2009;119(6):821-846. doi:10.1080/00207450802328607

[37] Vecchierini MF, Kilic-Huck U, Quera-Salva MA, membros do grupo de consenso da SFRMS. A melatonina (MEL) e a sua utilização nas patologias neurológicas e na insónia: recomendações da Sociedade Francesa de Investigação e Medicina do Sono (SFRMS). Médecine du Sommeil. 2021;18(2): 70-89.

[38] Tuft C, Matar E, Menczel Schrire Z, Grunstein RR, Yee BJ, Hoyos CM. Current Tnsights into the Risks of Using Melatonin as a Treatment for Sleep Disorders in Older Adults. Clin Tnterv Aging. 2023;18:49-59.

[39] Caixa Nacional de Seguro de Doenças dos Trabalhadores Assalariados. Escolha de um benzodiazepínico para pessoas com mais de 65 anos de idade e polipatológicas ou com mais de 75 anos. Paris: CNAMTS; 2008.

[40] Beauchet O, Annweiler C, Hureaux-Huynh R. Medicamentos e quedas nos idosos. Ann Gérontol 2008;1:47-52

[41] Berdot S, Bertrand M, Dartigues JF, et al. Utilização de medicação adequada e risco de quedas - um estudo prospetivo numa grande coorte de idosos residentes na comunidade. BMC Geriatr. 2009;9:30. Publicado em 23 de julho de 2009. doi:10.1186/1471-2318-9-30

[42] Wagner AK, Zhang F, Soumerai SB, et al. Benzodiazepine use and hip fractures in the elderly: who is at greatest risk? Arch Tntern Med 2004 ;164 (14):1567-72

[43] Schneeweiss S, Wang PS. Claims data studies of sedative-hypnotics and hip

fractures in older people: exploring residual confounding using survey information. J Am Geriatr Soc 2005;53(6):948-54

[44] Perlemuter L. Perlemuter G. Guide de thérapeutique. Masson, 7ª edição, 2013; 1577

[45] O'connor KP, Marchand A, Brousseau L, et al. Avaliação de um programa de retirada de benzodiazepinas. Santé Mentale au Québec. 2003; 28(2): 121-148

[46] Parr JM, Kavanagh DJ, Cahill L, et al. Effectiveness of current treatment approaches for benzodiazepine discontinuation: a meta-analysis. Addiction. 2009; 104(1): 13-24

[47] Schweizer E, Rickels K. Benzodiazepine dependence and withdrawal: a review of the syndrome and its clinical management. Ata Psychiatr Scand Suppl. 1998; 393: 95-101

APÊNDICES

APÊNDICE 1 :

tratamento da insónia nos idosos

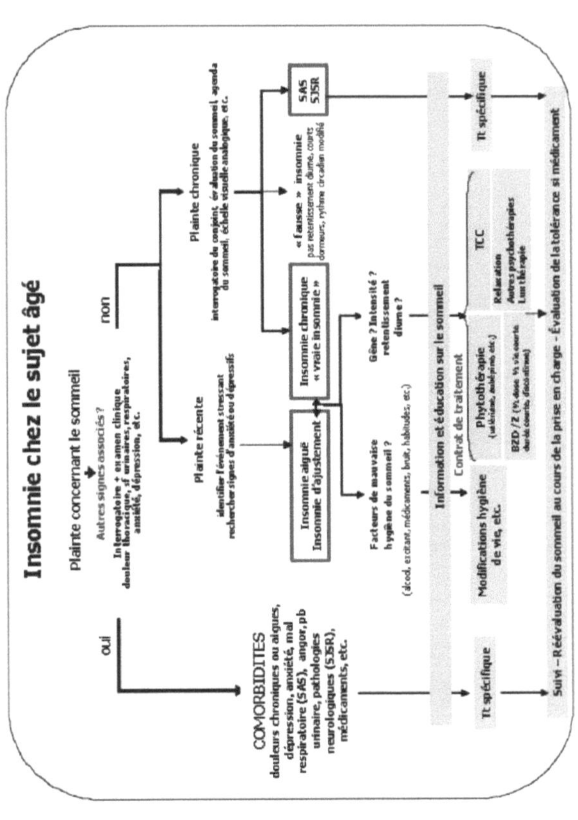

45

APÊNDICE 2

BENZO — Juin 2008

Choix d'une benzodiazépine[1] chez le sujet âgé de plus de 65 ans et polypathologique ou après 75 ans

Lorsqu'un traitement par benzodiazépine est indiqué, l'Agence Française de Sécurité Sanitaire des Produits de Santé recommande de privilégier les substances d'action intermédiaire et sans métabolite actif (dites à "demi-vie courte"), car il existe un risque d'accumulation du médicament ou de ses métabolites lors de prises répétées.

→ À privilégier : benzodiazépines à "demi-vie courte" (< 20 heures)[2]

Nom commercial	Molécule	Demi-vie[3] (heure)	Métabolite actif cliniquement pertinent
Classe des hypnotiques			
STILNOX®	Zolpidem	2h30	non
IMOVANE®	Zopiclone	5	non
NORMISON®	Témazépam	5 à 8	non
HAVLANE®	Loprazolam	8	non
NOCTAMIDE®	Lormétazépam	10	non
NUCTALON®	Estazolam	17	non
Classe des anxiolytiques			
VERATRAN®	Clotiazépam	4	non
SERESTA®	Oxazépam	8	non
TEMESTA®	Lorazépam	10 à 20	non
XANAX®	Alprazolam	10 à 20	non

⚠ À éviter : benzodiazépines à "demi-vie longue" (≥ 20 heures)[2]

Nom commercial	Molécule	Demi-vie[3] (heure)	Métabolite actif cliniquement pertinent
Classe des hypnotiques			
ROHYPNOL®	Flunitrazépam	16 à 35	oui
MOGADON®	Nitrazépam	16 à 48	non
Classe des anxiolytiques			
LEXOMIL®	Bromazépam	20	non
URBANYL®	Clobazam	20	oui
VALIUM®	Diazépam	32 à 47	oui
VICTAN®	Ethyle loflazépate	77	non
LYSANXIA®	Prazépam	30 à 150	oui
NORDAZ®	Nordazépam	30 à 150	oui
TRANXENE® NOCTRAN®[4]	Clorazépate dipotassique	30 à 150	oui

[1] Liste non exhaustive, concernant les benzodiazépines et apparentés (agonistes des récepteurs aux benzodiazépines)

[2] Définition adoptée dans une étude conduite dans la cohorte des 3 cités (Nathalie Lechevallier-Michel et al : *European Journal of Clinical Pharmacology 2004*)

[3] Demi-vie mesurée chez l'adulte

[4] Association de Clorazépate dipotassique et de deux neuroleptiques

Fiche réalisée avec la contribution du Pr J. Doucet et du Pr S. Legrain, établie en accord avec la HAS.

Juin 2008 - SG/DGM/Diag1

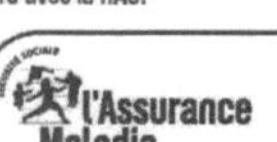

APÊNDICE 3: Escala ECAB

<table>
<tr><td colspan="3">Échelle cognitive d'attachement aux benzodiazépines
(attribuer 1 point en cas de réponse « vrai »,
sauf question 10 = 1 point en cas de réponse « faux »)</td></tr>
</table>

Les questions ci-dessous concernent certaines idées que vous pouvez avoir sur les médicaments **tranquillisants** et/ou **somnifères** que vous prenez.

Si une proposition correspond à ce que vous pensez, cochez la case « vrai » ; cochez la case « faux » dans le cas contraire.

Il est indispensable de répondre à **toutes** les propositions avec **une seule** réponse « vrai » ou « faux », même si vous n'êtes pas très sûr(e) de votre réponse.

Nom du médicament concerné : ....

		Vrai	Faux
1.	Où que j'aille, j'ai besoin d'avoir ce médicament avec moi...............	☐1	☐0
2.	Ce médicament est pour moi comme une drogue	☐1	☐0
3.	Je pense souvent que je ne pourrai jamais arrêter ce médicament...	☐1	☐0
4.	J'évite de dire à mes proches que je prends ce médicament............	☐1	☐0
5.	J'ai l'impression de prendre beaucoup trop de ce médicament.........	☐1	☐0
6.	J'ai parfois peur à l'idée de manquer de ce médicament..................	☐1	☐0
7.	Lorsque j'arrête ce médicament, je me sens très malade..................	☐1	☐0
8.	Je prends ce médicament parce que je ne peux plus m'en passer.	☐1	☐0
9.	Je prends ce médicament parce que je vais mal quand j'arrête........	☐1	☐0
10.	Je ne prends ce médicament que lorsque j'en ressens le besoin......	☐0	☐1

Le questionnaire ECAB est constitué de 10 items cotés 1 ou 0. Le score total a questionnaire est obtenu par la somme des points aux différents items. Un score ≥ 6 perme de différencier les patients dépendants des patients non dépendants avec une sensibilit de 94 % et une spécificité de 81 %.

APÊNDICE 4 :

ARRÊT DES BENZODIAZÉPINES ET APPARENTÉS CHEZ LE PATIENT DE PLUS DE 65 ANS
DÉMARCHE DU MÉDECIN TRAITANT EN AMBULATOIRE

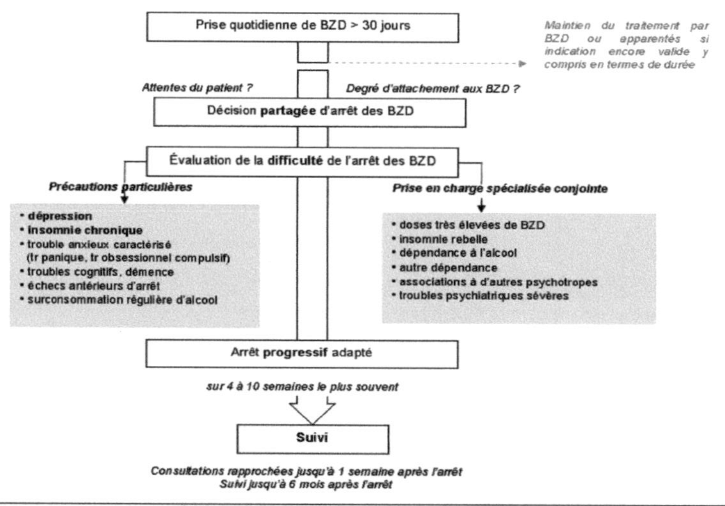

APÊNDICE 5:

sintomas de abstinência de benzodiazepinas

Intensité	Signes
Modérée	Agitation
	Anxiété, nervosité
	Céphalées
	Diaphorèse
	Diarrhée
	Dysphorie
	Étourdissement
	Faiblesses ou raideurs musculaires
	Fatigue
	Goût métallique dans la bouche
	Impatience
	Insomnie
	Irritabilité
	Léthargie
	Manque de motivation
	Perte d'appétit
	Sensibilité accrue aux bruits et aux odeurs
	Trouble de concentration
Sévère	Cauchemars
	Confusion
	Convulsions (rare)
	Délire
	Dépersonnalisation
	Distorsion perceptuelle
	Fasciculations
	Hypotension orthostatique
	Mauvaise coordination ou incoordination motrice
	Nausées, vomissements
	Tachycardie, palpitations
	Tremblements
	Vertiges

[7] Signes le plus souvent rapportés lors de l'arrêt graduel des BZD chez des patients qui prenan de 1 an.

ÍNDICE

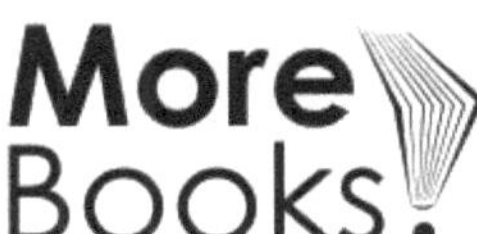

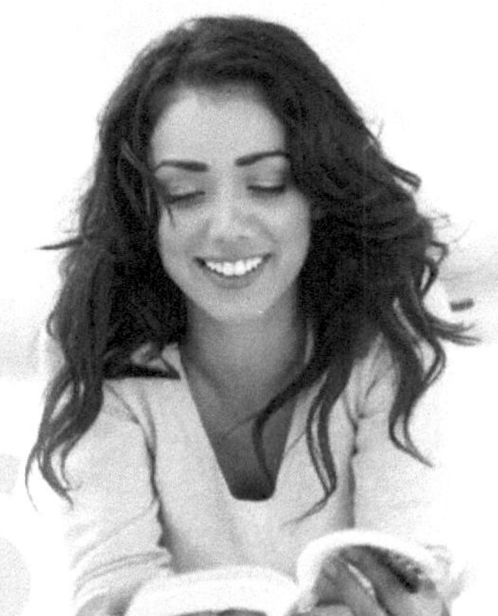

I want morebooks!

Buy your books fast and straightforward online - at one of world's fastest growing online book stores! Environmentally sound due to Print-on-Demand technologies.

Buy your books online at
www.morebooks.shop

Compre os seus livros mais rápido e diretamente na internet, em uma das livrarias on-line com o maior crescimento no mundo! Produção que protege o meio ambiente através das tecnologias de impressão sob demanda.

Compre os seus livros on-line em
www.morebooks.shop

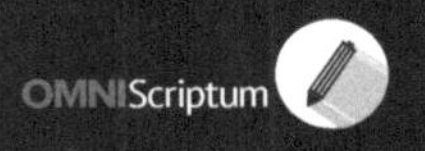

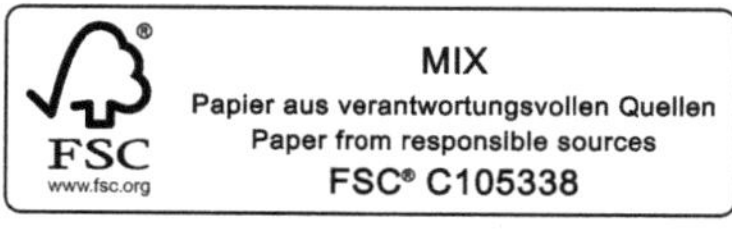

Printed by Books on Demand GmbH, Norderstedt / Germany